LES INVENTIONS

ET LES PROCÉDÉS

DES

CHARLATANS

PAR

L. POMME DE MIRIMONDE

Docteur en médecine.

PARIS

DOCTEUR L. POMME DE MIRIMONDE

Médecin-Dentiste

62, BOULEVARD MAGENTA, 62

LES INVENTIONS

ET LES PROCÉDÉS

DES

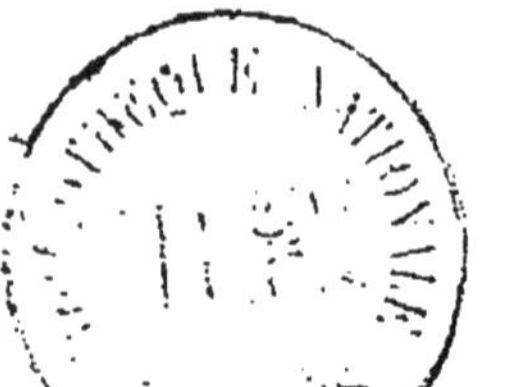

CHARLATANS

PAR

L. POMME DE MIRIMONDE

Docteur en médecine.

PARIS

DOCTEUR L. POMME DE MIRIMONDE

Médecin-Dentiste

62, BOULEVARD MAGENTA, 62

LES

INVENTIONS & LES PROCÉDÉS

DES

CHARLATANS

Depuis quelques années, la quatrième page des journaux est envahie par des réclames éhontées, annonçant les inventions les plus extraordinaires.

C'est le docteur X., de je ne sais quelle Faculté, par exemple, qui greffe des dents, comme un jardinier grefferait un rosier sur un églantier, ou qui les extrait sans douleur, sans vous endormir, et je dirais presque sans vous toucher, à l'aide d'une « eau magique et merveilleuse ».

Un autre pose des dents prétendues à base plastique, sans crochets, sans plaques, sans ressorts.

Un troisième raffermit les dents ébranlées, en une seule séance.

Survient un quatrième qui, lui, met des dents à crédit, payables tant par mois, et garanties dix ans.

J'en passe. J'ai ici le prospectus d'un dentiste qui, lui aussi, fait des miracles. Il a deux cordes à son arc; c'est un spécialiste qui cumule. Il fait de l'art dentaire et extrait les cors aux pieds.

Je ne sais quelle est la partie qu'il opère d'abord, je ne me suis jamais informé de la chose. J'avoue cependant que je crois ces deux professions assez incompatibles.

Les titres que s'octroient ces messieurs sont aussi abracadabrants que leurs réclames.

Tour à tour docteurs, professeurs, savants, praticiens, membres du Corps médical, chevaliers, officiers, voire même commandeurs de plusieurs ordres, ils se donnent de grands airs, et nos maîtres ne sont que de la petite bière à côté d'eux.

On attend des heures dans leurs salons, souvent vides; on vous donne des cartes de rendez-vous; on singe, en somme, les princes de la science.

On fait bien, par ci, par là, quelques cuirs, mais l'accent allemand ou pseudo-américain vient vite à propos pour cacher les excentricités de langage et les fautes les plus élémentaires de français.

Quelques badauds se laissent prendre au piège, s'échappent honteux et confus, et se donnent même quelquefois la satisfaction de jouer un tour à des clients aussi naïfs qu'eux, en leur donnant l'adresse du savant opérateur.

Que voulez-vous, l'espèce humaine est ainsi faite; on n'aime pas à être trompé seul; on éprouve une satisfaction à voir son voisin partager son sort; alors on rit et on oublie sa naïveté.

Quelques clients prennent la chose moins bien; ils se fâchent, réclament leur argent, et je me suis laissé dire que les récriminations de quelques patients mécontents déplaisaient fort à certains locataires qui habitent la même maison que nos barnums de l'art dentaire.

Il est évident que si les clients, attirés par les annonces, étaient satisfaits des soins qu'on leur a donnés, et des appareils qu'on leur a posés, ils finiraient par former à nos charlatans une clientèle qui les dispenserait de continuer leurs réclames.

Puisque le contraire a lieu, nos lecteurs avoueront avec nous que les prétendues découvertes, vantées dans les journaux, ne reposent sur rien de sérieux, et ne sont qu'une amorce pour prendre le client.

Nous allons, du reste, passer en revue les procédés de ces messieurs, en commençant par

LA GREFFE

Voici comment on « greffe » des dents. Un client se présente, pour la première fois. On craint qu'il ne se fatigüe à attendre. On le reçoit bien vite.

« Je voudrais me faire « greffer » des dents, dit-il. J'ai une pièce artificielle qui me gêne un peu. Vous annoncez dans les journaux que vous greffez des dents sans appareil aucun et sans douleur, je voudrais avoir recours à vos bons soins et orner ma bouche édentée de votre merveilleuse invention. »

« Bien, répond l'opérateur, il faudra que je vous donne un rendez-vous.

« Soyez donc assez bon pour passer à la caisse, on va vous donner le jour et l'heure où vous pourrez venir. »

« Votre nom, votre adresse, vous dit un employé. — Voici ma carte, » répond le client.

Le teneur de livres, ou plutôt le compère, ouvre un large registre, inscrit le nom et l'adresse, puis, se tournant vers le patient :

« Monsieur, ou madame, dit-il, pourriez vous nous laisser une « provision » ? »

Les naïfs ouvrent leur porte-monnaie, laissent 100 ou 200 francs, et le « tour est joué ».

Les méfiants prétendent ne pas avoir d'argent sur eux. Ils reviennent ou ne reviennent pas ; ils ne courent aucun risque du côté de la poche du moins.

On fixe alors un rendez-vous. On fait attendre le client, quand il arrive, une heure ou deux, puis on l'introduit dans un cabinet.

« Je vais commencer, dit l'opérateur, par limer quelques racines, puis vous reviendrez dans huit jours. »

Le patient revient cinq ou six fois, il commence à se lasser, réclame son appareil ou son argent, et voit qu'il n'a servi que de figurant dans le salon du dentiste.

On lui promet alors ses dents pour un certain jour.

Il vient tout joyeux les chercher, mais, ô surprise ! il s'aperçoit qu'on lui apporte un appareil, qui ne diffère de son ancien que par sa mauvaise confection.

Pourrait-il en être autrement ? Ces messieurs de la réclame sacrifient tout pour les annonces, et, par conséquent, leurs mécaniciens et leurs opérateurs sont, généralement, au dessous de la mauvaise moyenne.

« Mais, monsieur, dit le client, vous me donnez là un appareil semblable à celui que je possède et qui me va même moins bien ; il a une plaque, des crochets, etc. Mais vous vous êtes moqué de moi ! »

« Dans votre cas, c'est tout ce qu'on peut faire, répond le charlatan, mais si vous aviez voulu vous laisser perforer une ou deux dents, extraire cette molaire qui gêne, cette incisive qui nuit à la confection de la pièce, nous aurions pu faire autre chose. »

Le pauvre patient s'aperçoit, mais trop tard, qu'il a été joué. Il se met en colère, mais comme ici « on ne rend pas l'argent », il se contente de faire « du potin » dans l'antichambre ; et se promet de recommander la maison.

Le malin qui n'a pas versé d'arrhes est souvent pris aussi. On le menace du juge de paix, et, comme il ne veut pas que tout le monde sache qu'il porte de fausses dents, il paye quelquefois, en se donnant aussi la satisfaction de dire à très haute voix ce qu'il pense du procédé et de la « Greffe ».

Quant aux dents sans plaques et sans crochets, elles n'existent que sur les prospectus et les réclames de ceux qui prétendent les confectionner.

Le client a aussi versé une provision ; on lui joue, en un

mot, le tour de la Greffe. Comme de juste, ce n'est qu'après avoir payé que le client est informé de la chose.

Passons maintenant aux

EAUX MAGIQUES ET MERVEILLEUSES

Un malade se présente, souffrant d'une dent. On lui demande une provision. On le fait revenir plusieurs fois, sous prétexte de lui panser la dent, puis, un beau jour, on lui annonce qu'il a attendu trop longtemps, et qu'il n'y a plus rien à faire qu'à pratiquer l'extraction.

On lui fait encore verser une petite somme; et on va chercher le flacon contenant « l'Eau magique ». On remplit une seringue de Pravaz, et on pratique une injection hypodermique dans la gencive.

On fait attendre le client trois ou quatre minutes. On prend alors un davier ou une clef, et, crac! on arrache ou on brise la dent.

La douleur a eu beau être des plus intenses, le charlatan

*

finit, quelquefois, par persuader à sa victime, que cette dernière n'a rien senti.

Qu'on ne me taxe pas ici d'exagération. Je vois tous les jours des clients qui prétendent n'avoir ressenti aucune douleur après l'avulsion d'une dent, quoique je n'aie employé aucun anesthésique, ni aucune « Eau merveilleuse ».

Le malade est si joyeux d'être débarrassé de l'ennemi qui troublait son repos, qu'il ne pense plus qu'à son futur soulagement.

Bien avant l'invention des « Eaux magiques », on avait extrait des dents sans douleur, au moyen de l'hypnotisme.

Quelle est donc cette « Eau magique »? Je vais vous le dire.

Cette eau archimerveilleuse est tout simplement de la Cocaïne, et ici, qu'on me permette de parler un peu de moi.

Aussitôt que les propriétés de la Cocaïne ont été connues, je me suis rendu chez le chirurgien qui l'avait préconisée en France. Il m'a donné toutes ses formules, et j'ai essayé ce médicament, sous toutes les formes, et à toutes les doses.

J'avoue que mes résultats ont été, pour ainsi dire, négatifs. J'ai expérimenté devant des confrères, j'en ai opéré plusieurs avec cette substance, et mes efforts ont été loin d'être couronnés de succès.

En effet, pour produire une anesthésie locale, une analgésie, avec la Cocaïne, il faudrait arriver à injecter de cette substance sur le périoste de la racine de la dent; chose impossible.

On aurait à traverser la gencive et le bord alvéolaire, il faudrait donc un marteau pour enfoncer l'aiguille dans la partie que l'on veut « insensibiliser ».

En injectant simplement de la Cocaïne dans la gencive, on fait absorber ce médicament dans toute l'économie; on ne produit donc aucune anesthésie locale, et les conséquences ne sont pas sans danger.

Voici, du reste, l'opinion du docteur Lafond à ce sujet, dans une communication faite à l'Académie de médecine, le 3 janvier 1888 :

« Le docteur Lafond interprète ses expériences, en disant » que la Cocaïne agit à peu près comme le Curare, et » qu'elle a probablement pour antagoniste la Pilocarpine. » C'est un agent, dit-il, qui produit l'anesthésie des filets » nerveux périphériques; mais, à certaines doses, et par » ingestion, il influence les nerfs constricteurs et le grand » sympathique; cette action, en élevant les doses, atteint la » moelle et l'encéphale; elle peut déterminer la fureur, les

» convulsions, l'hébètement du sujet et son isolement du » monde extérieur. »

Nos lecteurs verront, je l'espère, que les eaux magiques et merveilleuses ne sont pas sans danger, surtout quand elles sont employées par des gens incompétents qui ignorent l'action du médicament dont ils vantent les propriétés.

On comprendra, du reste, facilement pourquoi ces messieurs de la réclame trouvent qu'il est dangereux « d'endormir », n'étant pas docteurs, pas même médecins. Ils n'osent pas s'exposer à anesthésier un malade.

Le cas du client mort dans le cabinet d'un dentiste apparaît à leurs yeux comme un spectre, et, se figurant que la Cocaïne est sans danger, ils se contentent de donner à ce médicament un nom ronflant, et je suis convaincu qu'à la longue, comme « le Gascon », ils finiront par croire qu'ils ont découvert un nouveau moyen d'extraire les dents sans douleur.

Du reste, il en était de même pour le Protoxyde d'azote. Avant qu'il ne soit survenu un accident, beaucoup de dentistes, ignorant même la préparation de ce gaz, croyaient à son innocuité absolue. Il fallait qu'il arrivât une catastrophe pour changer la face des choses. Les ignorants ont eu peur. Ils se sont figuré que la mort du client était due au gaz, ne sachant pas que le patient serait mort au même instant, quand même il n'eût pas absorbé de gaz hilarant, atteint qu'il était d'une affection cardiaque qui mettait, à chaque moment, ses jours en danger.

Les statistiques ne sont-elles pas là pour prouver qu'en bonnes mains, le Protoxyde d'azote est le roi des anesthésiques, pour les opérations de peu de durée.

Colton, à New-York, a pratiqué, à l'aide du Protoxyde d'azote, 155.000 anesthésies; Hasbrouck, 69.000; Thomas, de Philadelphie, 144.000; Preterre, de Paris, 30.000; mon frère, A. de Mirimonde, et nous, 40.000. Sur ce total de 438.000 anesthésies, il n'y a pas eu un accident à déplorer.

Nous n'en dirons pas de même de la Cocaïne.

Il est vrai de dire qu'avant de pratiquer une anesthésie, nous nous rendions toujours bien compte de l'état de santé du client que nous avions à opérer.

Ne voyons-nous pas tous les jours des cas de mort subite. Que cette mort ait lieu dans la rue, dans un théâtre, dans une voiture ou dans un cabinet de dentiste, le Protoxyde d'azote n'en est pas cause.

La Cocaïne, injectée dans la gencive, produira bien d'autres accidents, entre les mains de nos docteurs de contrebande.

Ils utiliseront alors l'action de l'éther ou de tout autre anesthésique, qu'ils appelleront *Eau sublime*, et ils recommenceront leur réclame.

Maintenant, si réellement on découvrait une « eau mystérieuse » produisant les effets vantés par des charlatans, un simple rapport à l'Académie de médecine suffirait pour enrichir l'inventeur, et nous serions les premiers à faire usage de sa découverte.

Il n'y a plus de secrets dans la science.

Nous avons exercé la médecine, à quarante lieues de Paris, et nous étions aussi bien informé de toutes les nouveautés que nos confrères de la capitale.

Il est vrai de dire que nous avions à cœur de nous tenir au courant de tout, et que nos études premières nous permettaient de comprendre ce que nous lisions.

Voici le résultat de nos observations.

Avec la Cocaïne :

Sur 100 opérés, 81 ont ressenti autant et peut-être plus de douleur que si nous n'avions rien employé.

10 ont prétendu n'avoir rien ressenti, et 9 n'ont que très peu souffert.

Avec des pulvérisations d'éther :

Sur 100 opérés :

32 ont prétendu n'avoir pas senti de douleur; 68 ont plus ou moins souffert.

A l'aide de ce que j'appellerai la « persuasion », c'est-à-dire en n'employant aucune substance anesthésique :

Sur 100 opérés :

26 ont prétendu n'avoir pas souffert.

Avec le Protoxyde d'azote :

Sur 100 opérés, 99 *n'ont absolument rien ressenti*, et ont pu quitter mon cabinet sans éprouver le moindre malaise.

Donc, d'après nos observations et celles de nos nombreux confrères, le meilleur des anesthésiques et le plus inoffensif est, sans aucun doute, le Protoxyde d'azote.

Vient ensuite l'éther.

La « persuasion » est en troisième ligne et la Cocaïne donne des résultats, pour ainsi dire, négatifs.

L'injection de Cocaïne est douloureuse; le malade est contraint d'attendre cinq minutes avant l'extraction d'une dent. Il se trouve donc en proie à une surexcitation nerveuse qui ne se produit pas s'il est opéré sur le champ, sans avoir recours à un anesthésique.

Ceci expliquera la supériorité de la « persuasion » sur la

Cocaïne, l'eau magique des charlatans, et que nous considérons comme un médicament dangereux et incertain, pour ne pas dire inutile dans l'art dentaire bien entendu.

J'ai sous les yeux une brochure, ornée de gravures copiées dans de vieux bouquins, et dans de vieux catalogues de marchands d'instruments de chirurgie. Elle a été envoyée dans presque toutes les maisons de Paris; je puis donc en parler un peu.

On y voit le dessin de quelques porte-empreintes, datant de vingt ans. Au dessous se trouve cette inscription : « Porte-empreintes servant à prendre la forme de la bouche. »

L'auteur aurait dû, au moins, faire copier des modèles nouveaux, dans un catalogue récent.

Mais on n'y regarde pas de si près. Ce bon public est si « gobeur ».

Passons.

Nous trouvons, plus loin, le dessin d'une pince coupante, portant le nom de l'auteur du petit livre.

Je la recommande aux maréchaux ferrants, celle-là. L'auteur s'est trompé : au lieu d'une pince coupante, il nous régale d'une tenaille; (1 fr. 25 chez tous les quincailliers).

Continuons. Nous arrivons aux pièces.

Ici nous trouvons des petits chefs-d'œuvre ; c'est à pouffer de rire.

L'auteur a eu bien raison d'écrire sous la figure nº 1 que nous avions sous les yeux une pièce dentaire « ancien système », car nous ne nous serions jamais douté de la chose.

Mais, avec la gravure suivante, il a prouvé qu'il tenait à nous instruire, et il a voulu, comme les saltimbanques, nous donner « l'explication ».

C'est une pièce, nous dit-il, « nouveau système. »

Merci, monsieur, merci ; je croyais, à première vue, que nous avions sous les yeux sept haricots attachés par un fil.

J'avais mal vu, et, cependant, je n'ai pas la vue basse. Que voulez-vous ! les personnes à qui j'ai montré cette gravure ont dit comme moi.

Avouez que c'est peu flatteur pour le nouveau système.

Plus loin, nous avons une merveille. Sous la figure nº 10 est écrit :

« Notre nouveau système, sans plaque. »

Merci de l'explication ! J'avais cru voir un fer à cheval, sortant de l'atelier où l'auteur avait pris la tenaille dont nous avons parlé.

Comment le Parisien peut-il se laisser prendre à une telle amorce? Nous en sommes à nous le demander.

Mais, hélas! n'est-ce pas à Paris que les somnambules font fortune?

Ne vend-on pas, à Paris, de l'eau qui fait pousser les cheveux?

Mais tout ceci n'est rien.

A la page 39, au chapitre intitulé : « Redressement des dents, » nous trouvons cette « *perle* »; l'auteur de la brochure ne viendra pas nous dire qu'il y a là une faute d'impression, puisque nous trouvons la même phrase dans une édition de 1886 et dans une autre de 1887.

Attention, la voici textuellement :

« Ceci prouve, une fois de plus, que la trituration des ali-
» ments est la première condition d'une bonne digestion;
» car, mieux l'aliment a été broyé, mieux il se chimifie
» dans l'estomac en absorbant le *suc pancréatique*. »

Bravo, monsieur, bravo! vous nous donnez là du neuf; vous ne preniez pas, dans votre brochure de 1886, le titre de docteur; dans celle de 1887, vous vous qualifiez pompeusement, et illégalement, soit dit entre nous, de ce titre. Allez donc voir jouer le *Médecin malgré lui*, de Molière. Si

Sganarelle mettait le cœur à droite et le foie à gauche, vous avez sur lui une supériorité.

Vous avez fait jouer à l'estomac un rôle qu'on ne lui connaissait pas.

On nous a enseigné, à l'Ecole de médecine, que l'estomac secrétait le suc gastrique ; vous êtes bien plus fort que le héros de Molière : comme lui, « vous avez changé tout cela. »

L'estomac secrète le suc pancréatique, dites-vous.

Voilà tout ce que j'ai vu « d'original » dans votre brochure, et c'est, sans doute, à des malades dont l'estomac secrète le suc pancréatique, que vous placez vos dentiers, nouveau système, sans plaques, sans crochets et sans ressorts !

Grand bien leur fasse !

Avouez avec moi, monsieur, que la Faculté qui vous a délivré votre diplôme de docteur n'a pas été bien sévère à votre égard.

Une autre brochure me tombe sous la main ; celle-ci aussi a été envoyée à profusion dans toutes les maisons de Paris.

C'est un peu la copie de celle dont je viens de donner ici un aperçu.

Le succès des appareils de l'auteur est « consacré par la

Faculté de médecine ». Laquelle? cher monsieur; sans doute, celle qui a délivré un diplômé à votre confrère!

Nous y trouvons une gravure digne du *Journal amusant :*

Une main tient une pince à l'extrémité de laquelle est une boulette.

Cette main, nous dit l'auteur, est en train de poser délicatement, dans une dent cariée, un bloc d'or en éponge, et une simple pression suffit pour assurer indéfiniment la conservation de la dent malade.

La brochure nous dit que le lecteur se rendra facilement compte de la manière d'obturer en jetant les yeux sur la figure.

Eh bien, moi, je l'avoue, je n'ai pu me rendre compte du procédé opératoire; j'ai cru que l'opérateur poussait dans l'œsophage du client une pilule, mais je vois maintenant que c'est l'auteur qui a voulu nous en faire avaler une.

Plus loin, nous trouvons la figure de deux appareils servant, nous dit le texte, à la cuisson des pièces *prothésiques*.

Ces appareils sont brevetés S. G. D. G., bien entendu.

Le lecteur pourra juger de la nouveauté des procédés de l'auteur, quand il verra que ces appareils sont simplement des « marmites de Papin », inventées par ce physicien, en

1695, et dont l'original est exposé au Musée des Arts et Métiers.

Maintenant, monsieur, permettez-moi de vous donner un conseil.

Allez serrer la main de votre confrère dont j'ai analysé, ici, la brochure; embrassez-le, faites la paix, demandez-lui de vous présenter à la Faculté qui lui a délivré le titre de docteur car :

« *Dignus es intrare in suo docto corpore.* »

Depuis quelques mois, il s'est fondé, à Paris, de grands bazars dentaires où tout se fait au rabais. Ce sont, disent les annonces, des établissements philanthropiques. Comme chez l'épicier, tout y est à prix fixe.

On greffe aussi des dents dans ces magasins, mais « on ne rend pas l'argent ».

Il est certain qu'une pièce dentaire n'a pas une grande valeur intrinsèque; l'or, le platine, l'émail qui la composent ne représentent pas une bien grande somme d'argent.

Mais ce n'est pas à la matière que l'on juge d'un objet d'art :

Une aquarelle de Meissonnier se vendra 25.000 fr., et, pour un sou, on peut avoir une image d'Épinal.

L'une et l'autre sont cependant peintes sur du papier; mais l'une est l'œuvre d'un artiste, et l'autre d'un manœuvre.

Une pièce qui sort d'un bazar dentaire nous fait, à nous, l'effet d'une image d'Épinal.

Du reste, on ne va pas chez un dentiste, comme on va chez un bottier.

On ne fait pas une pièce artificielle comme on fait une paire de bottes; et nous ne craignons pas la concurrence allemande, en fait d'art dentaire, soit dit en passant à M. le professeur X.....

Pour résumer :

On ne peut pas plus greffer des dents artificielles qu'on ne pourrait greffer un bras à un manchot, ou un bouquet de violettes sur un manche de parapluie.

On ne peut pas plus mettre des pièces « sans crochets et sans plaques » qu'on ne pourrait mettre un soulier uniquement composé d'une semelle.

Les inventeurs de « l'Eau magique » n'ont absolument rien découvert. Ils se servent de la Cocaïne, dont on connaissait l'action bien avant eux.

Les dentiers à prétendue « base plastique » sont simplement des dentiers en caoutchouc vulcanisé, inventés par le docteur Putnam, en 1855, et vulgarisés en Europe par son collaborateur, mon frère, A. de Mirimonde.

Les dents sans plaques sont des dents montées sur des fils de métal et attachées aux dents avoisinantes. Ce procédé est abandonné depuis cent ans environ. Ce n'est donc pas du neuf.

Les « belles couronnes » adaptées sur des racines sont uniquement des dents à pivot.

Quant aux titres que se donnent ces messieurs pour attirer la confiance du public, il serait aussi facile de les faire retirer de leurs plaques et de leurs enseignes, qu'il serait aisé de faire disparaître le ruban multicolore qui orne leur boutonnière, en déposant une plainte au parquet.

Ces titres et ces décorations sont plus nouveaux que leurs « inventions ». On ne délivrait pas, en 1700, époque où on montait des dents sur des fils de métal, des diplômes de docteur américain pour 200 fr., et on ne se faisait pas décorer d'un ordre archiexotique pour 250 fr.

« Autre temps, autres mœurs. »

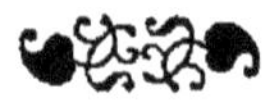

MACON, IMP. PROTAT FRÈRES

MACON, IMP. PROTAT FRÈRES

www.ingramcontent.com/pod-product-compliance
Ingram Content Group UK Ltd.
Pitfield, Milton Keynes, MK11 3LW, UK
UKHW012125240726
13965UKWH00005B/1983

9 782013 488167